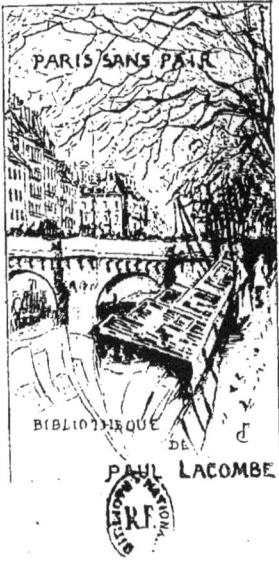

UN VOYAGE A PARIS

ou

LE PARIS DES ENFANTS

AVEC SES ENVIRONS

ALBUM

Composé de 32 Sujets dessinés d'après nature

AVEC INTRODUCTION.

— ❦ —

ALBUMS EN VENTE:

PAUL ET VIRGINIE DES ENFANTS, joli album avec 18 dessins lithographiés ; le texte, par un de nos hommes les plus éminents.

LA DISTRIBUTION DES PRIX, récompense destinée aux enfants studieux.

BAPTISTE ET NICOLLE, OU LA PROBITÉ RÉCOMPENSÉE, texte et dessins par E. F. de Yosuf.

LES CONTES DE PERRAULT, nombreux dessins accompagnés du texte original.

ALBUM DU PAYSAGISTE, composé des plus belles vues de Lorraine, dessinées d'après nature, par Fagonde.

COURS GRADUÉ DE PAYSAGE, par Fagonde.

PETIT PAUL, OU LES PROMENADES PARISIENNES, dessins d'après nature, avec introduction.

LES ENVIRONS DE PARIS, album récréatif, dessins d'après nature, avec introduction,

UN MOIS A LA CAMPAGNE, OU SOUVENIRS DU VILLAGE, dessins et introduction.

LA GARDE MOBILE, OU LES JEUNES HÉROS DE 1848, par François-Jean.

HAGUENTHAL.

PARIS, 5, rue d'Aboukir.   PONT-A-MOUSSON (Meurthe).

Écrire franco à Pont-à-Mousson.

1850.

UN VOYAGE A PARIS

ou

Le Paris des Enfants

AVEC SES ENVIRONS.

———— ❧❀❧ ————

Claire et Albert sont deux gentils enfants qui habitent Paris toute l'année avec leurs parents.

Quand viennent les vacances, leur maman leur fait faire de charmantes excursions tout autour de la Capitale.

Tantôt ils vont admirer le beau parc de Meudon, le château de Saint-Cloud ou celui de Saint-Germain.

Tantôt ils vont faire des parties de pêche ; ils assistent à la chasse aux petits oiseaux , ou ils vont goûter sur l'herbe.

Claire et Albert s'amusent toujours bien, car ils sont toujours sages.

Dans le courant de l'année, pendant les jours de congé, ils vont courir et gambader dans les larges allées du jardin des Tuileries ou bien encore au Luxembourg.

D'autres fois leur mère leur fait voir les monuments de Paris qui peuvent intéresser les enfants, et il y en a beaucoup.

Le frère et la sœur appellent ces récréations-là leurs voyages; et grand nombre de jeunes habitants de la province aimeraient à en faire de semblables.

Si nous étions encore au temps des fées, ils pourraient peut-être avoir leurs souhaits exaucés au moyen de quelque baguette magique ; mais dans le siècle où nous vivons, il faut qu'ils se contentent pour la plupart de ce qu'ils peuvent en voir sur le papier, ce qui ne laisse pas que d'être encore fort agréable.

Déposé.

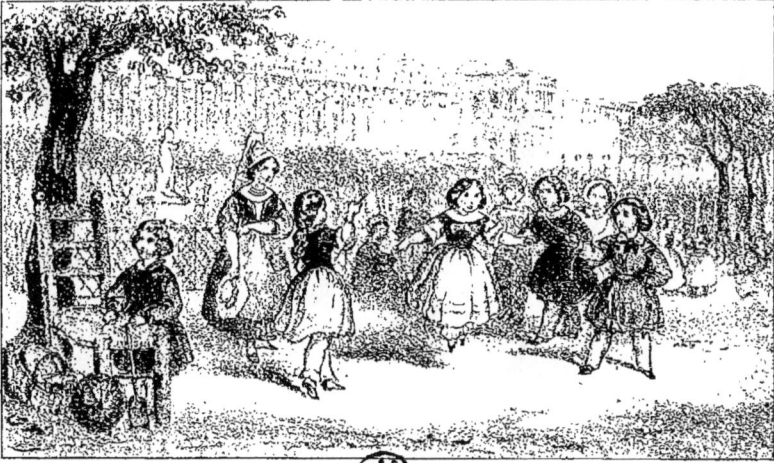

LE PALAIS NATIONAL

Ancien Palais Royal

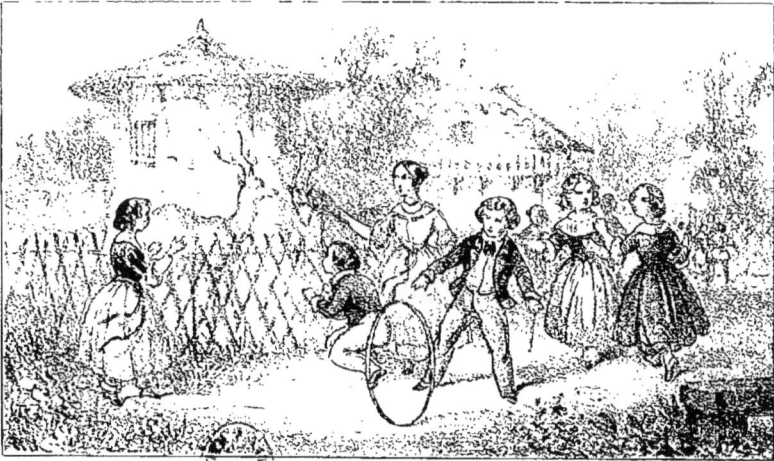

JARDIN DES PLANTES

LE LUXEMBOURG

CHATEAU DES FLEURS

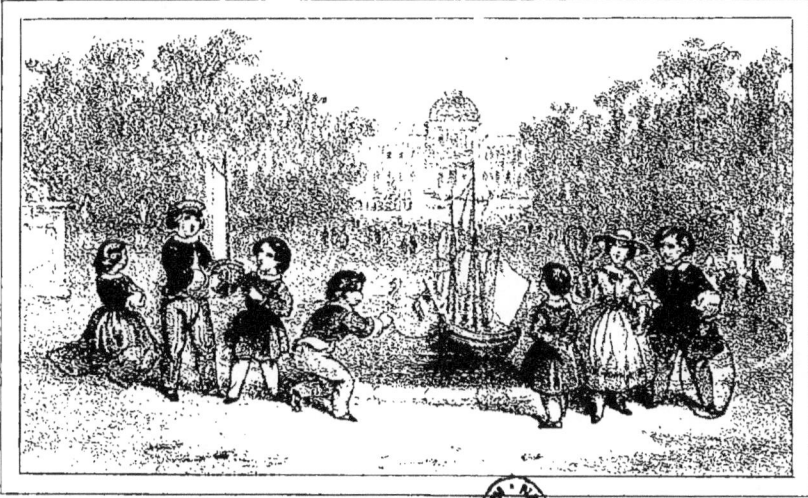

LES TUILERIES

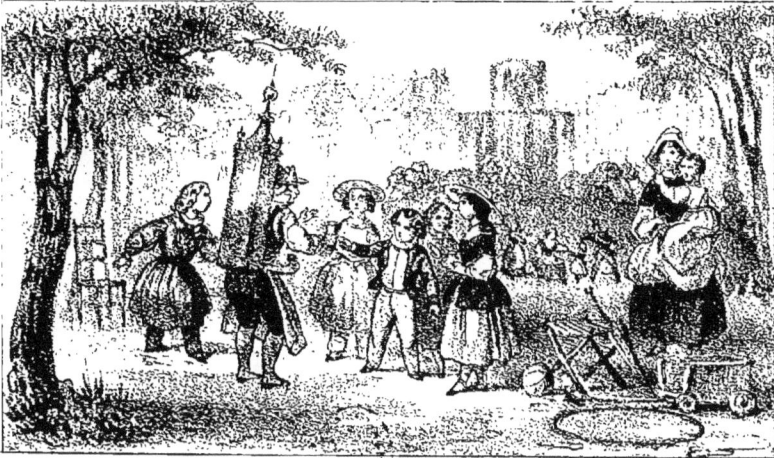

LE CHATEAU-D'EAU

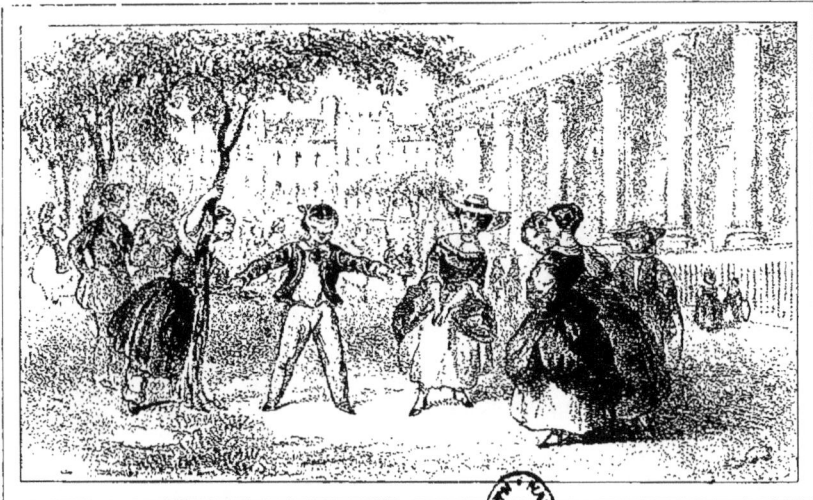

Promenades Parisiennes.

LA BOURSE

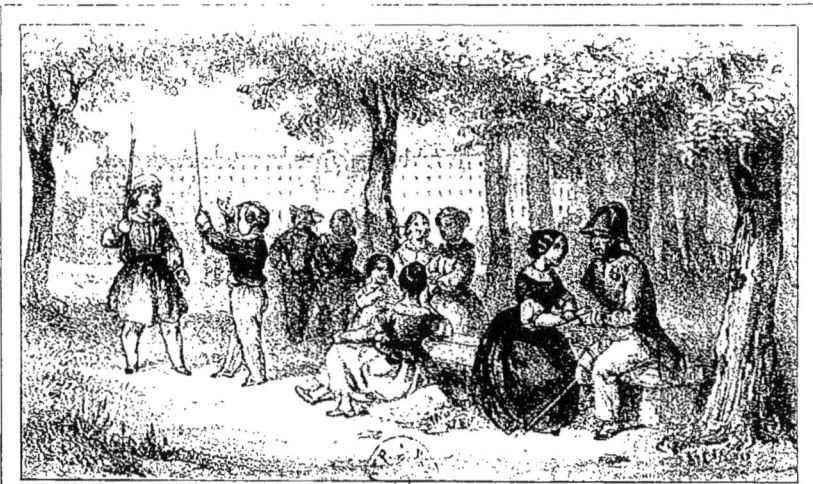

Promenades Parisiennes

ESPLANADE DES INVALIDES

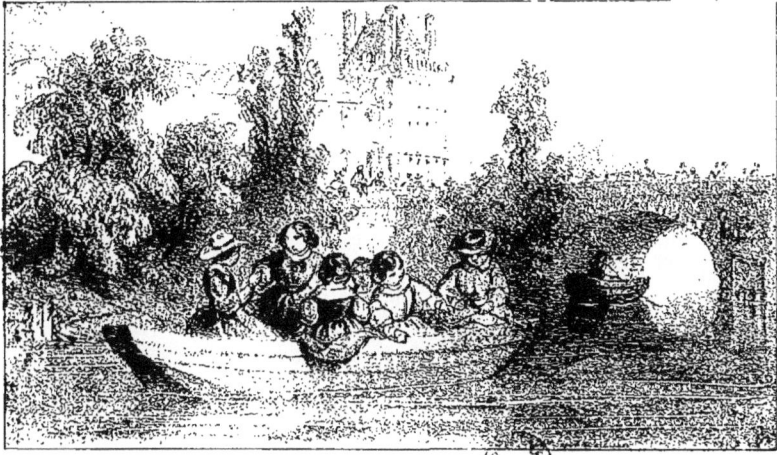

Promenades Parisiennes.

PONT NATIONAL

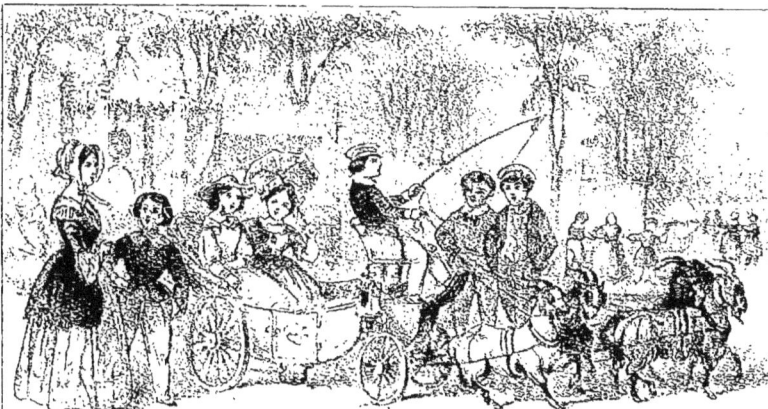

Promenades Parisiennes.

CHAMPS ÉLYSÉES.

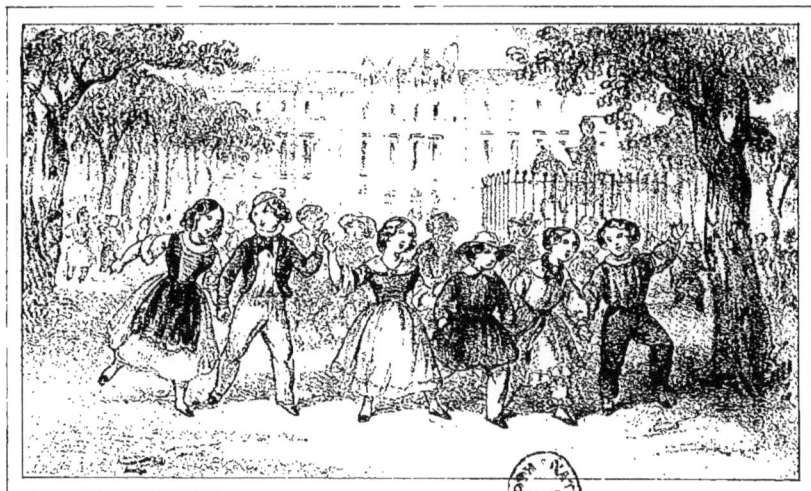

Promenades Parisiennes.

PLACE DES VOSGES
ancienne Place Royale

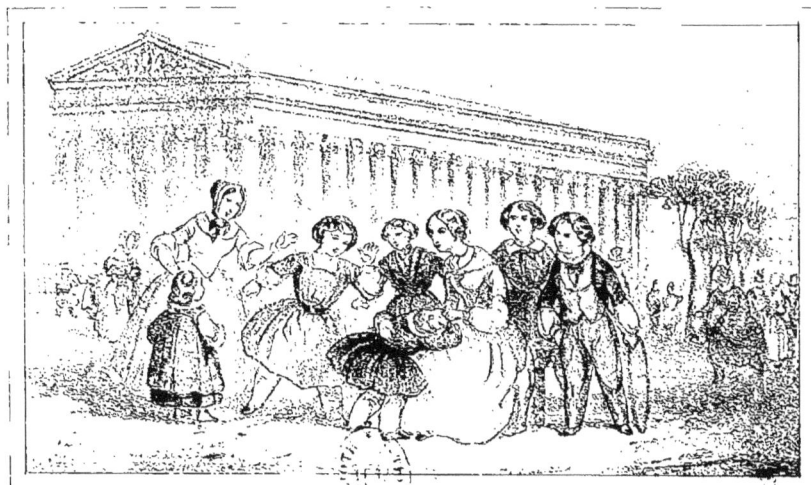

Promenades Parisiennes.

PLACE DE LA MADELAINE

Promenades Parisiennes.

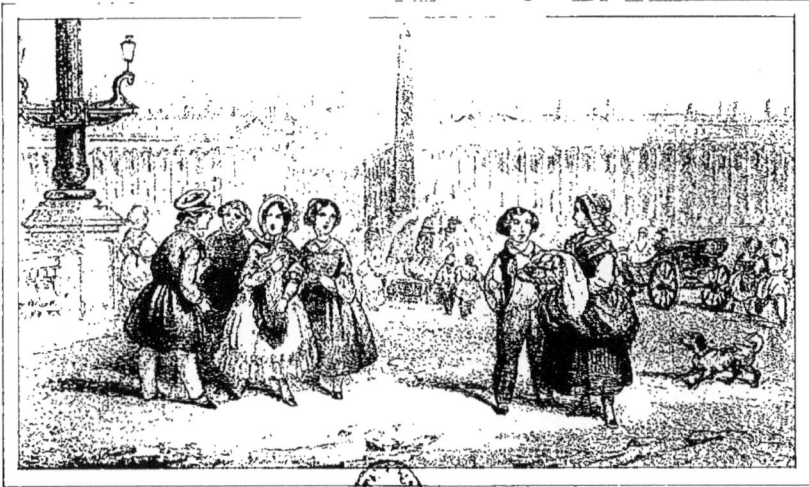

PLACE DE LA RÉVOLUTION
Ancienne Place de la Concorde

Promenades Parisiennes.

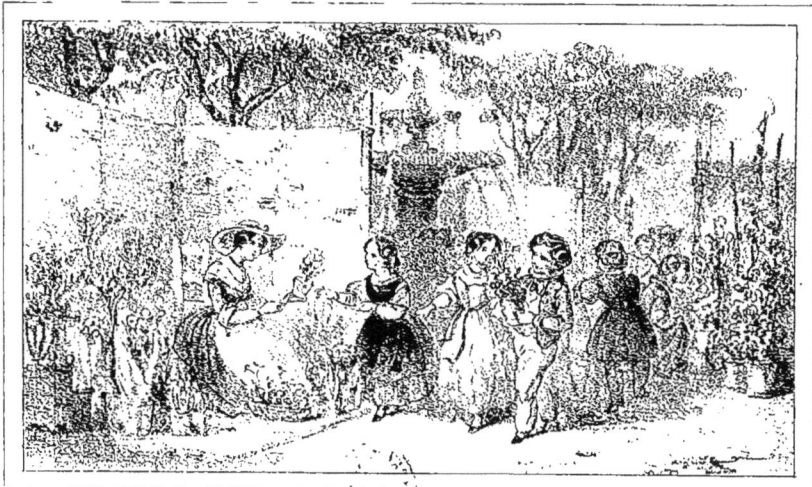

QUAI AUX FLEURS

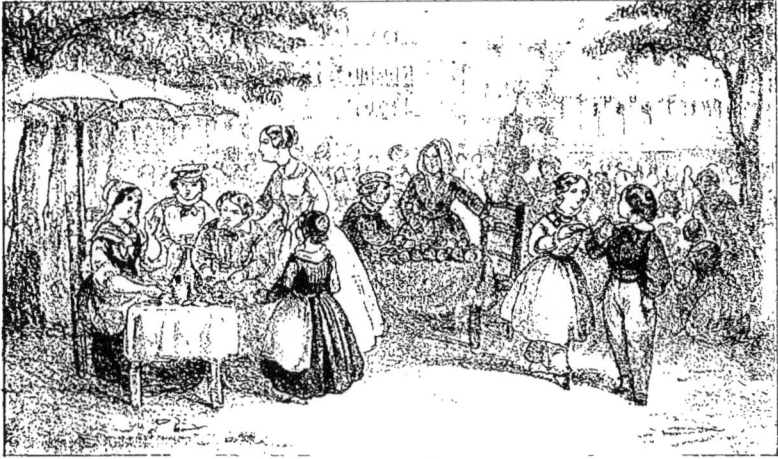

Promenades Parisiennes.

BOULEVARD DU TEMPLE

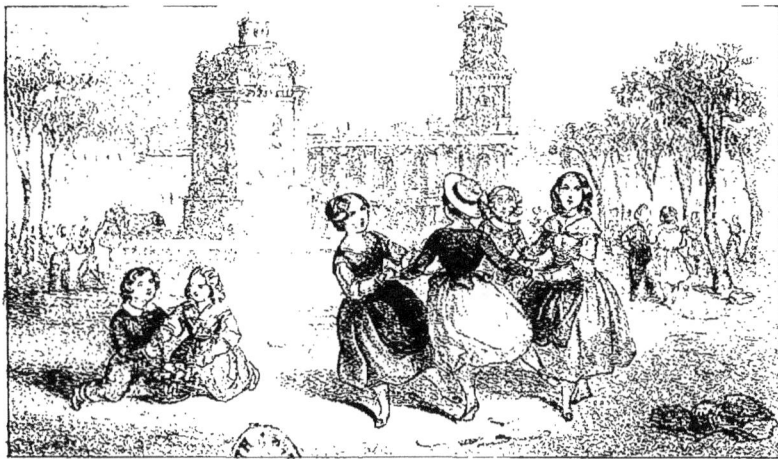

Promenades Parisiennes

PLACE St SULPICE

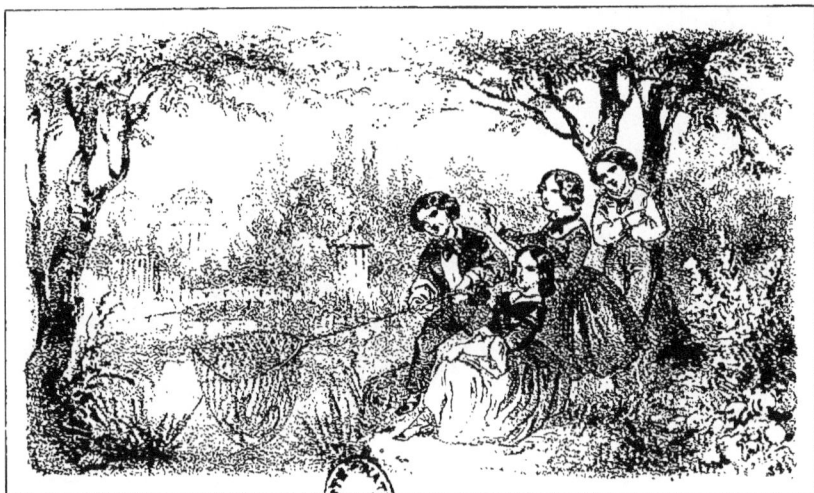

NEUILLY

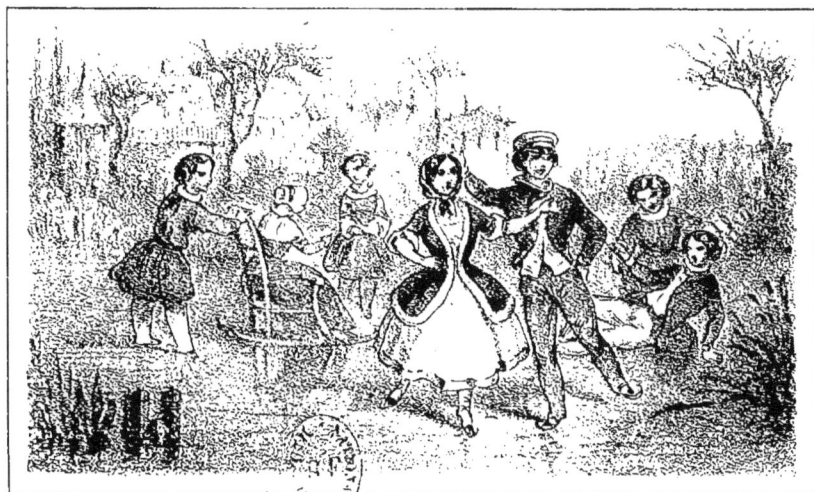

ENGHEIN

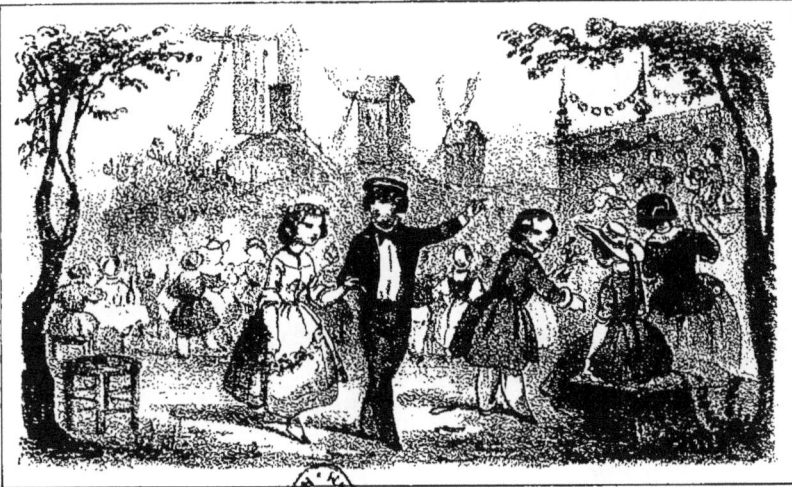

Environs de Paris

MONMARTRE

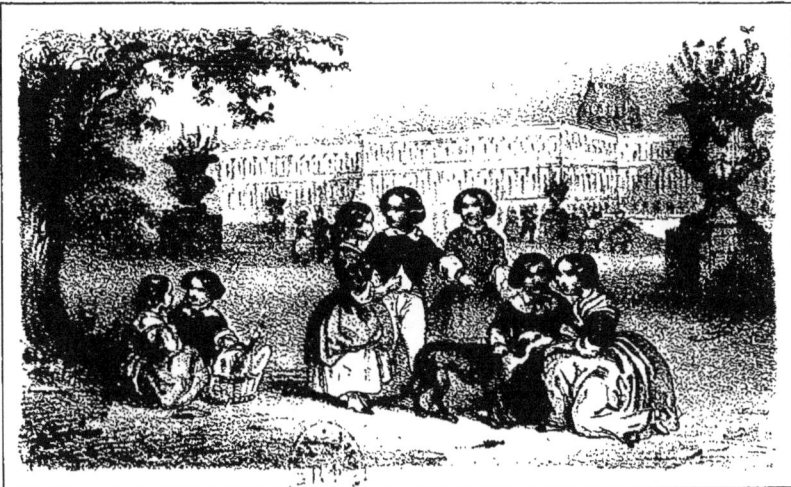

Environs de Paris.

VERSAILLES

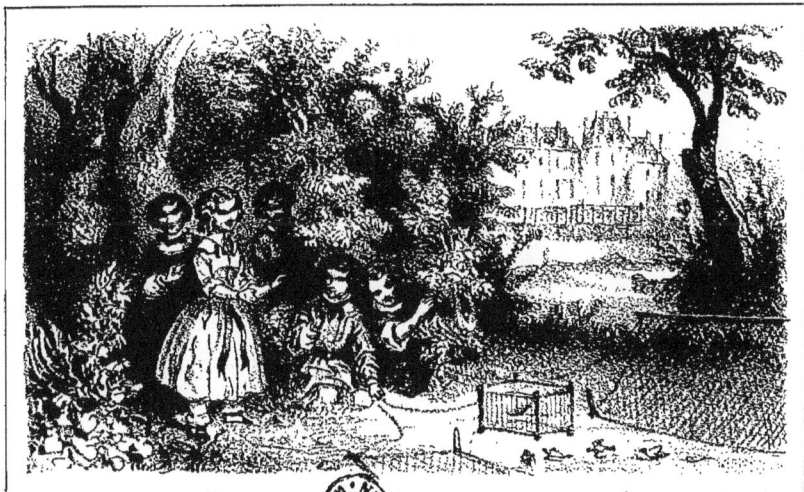

Environs de Paris

ST GERMAIN

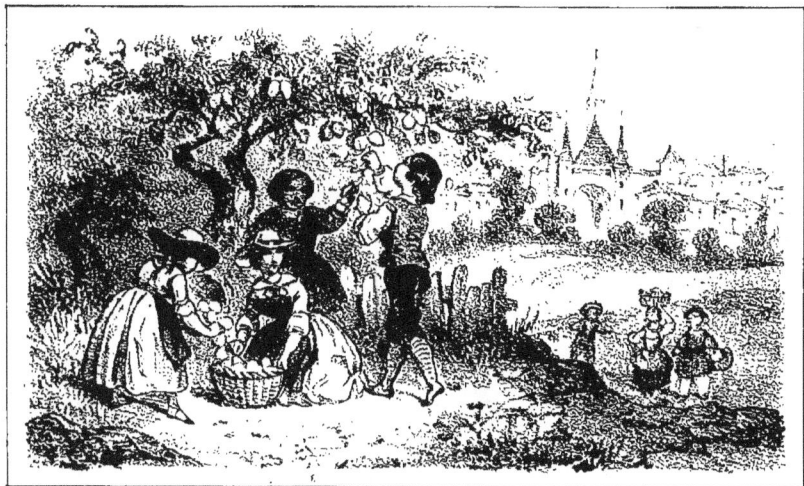

Environs de Paris

MONTMORENCY

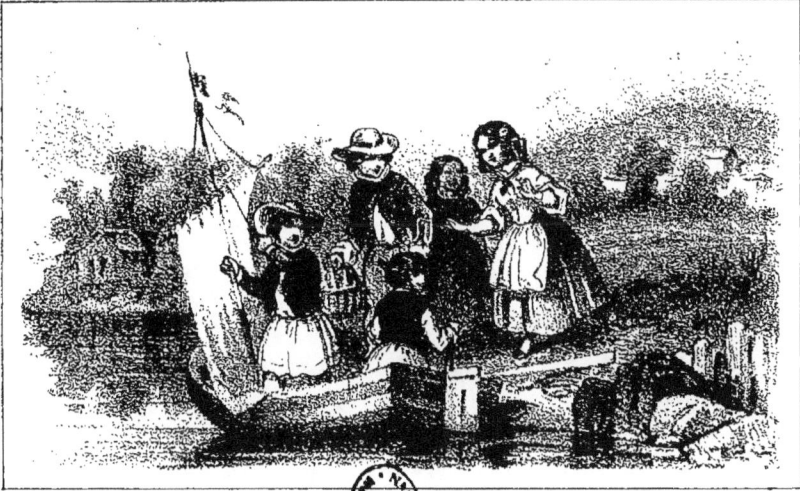

Environs de Paris.

ILE DE SÈVRES

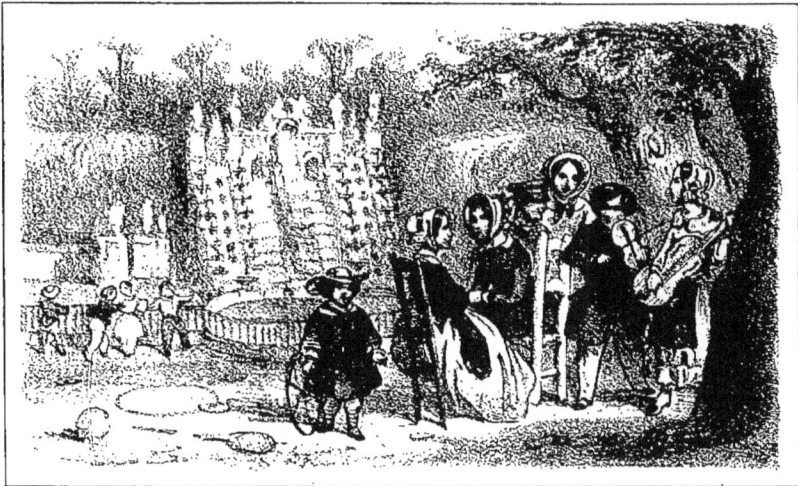

Environs de Paris

ST CLOUD

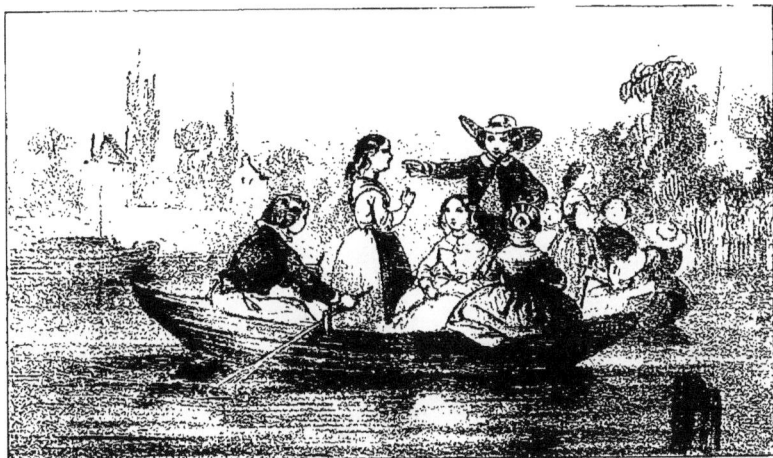

Environs de Paris.

ILE ST DENIS

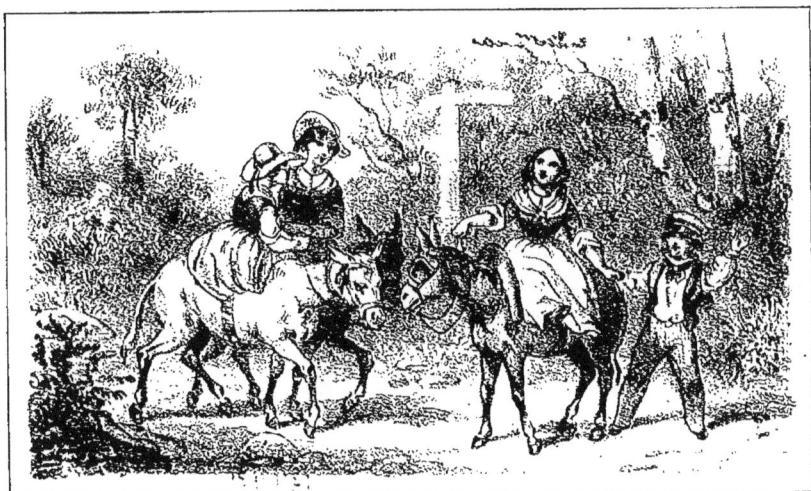

Environs de Paris.

BOIS DE BOULOGNE

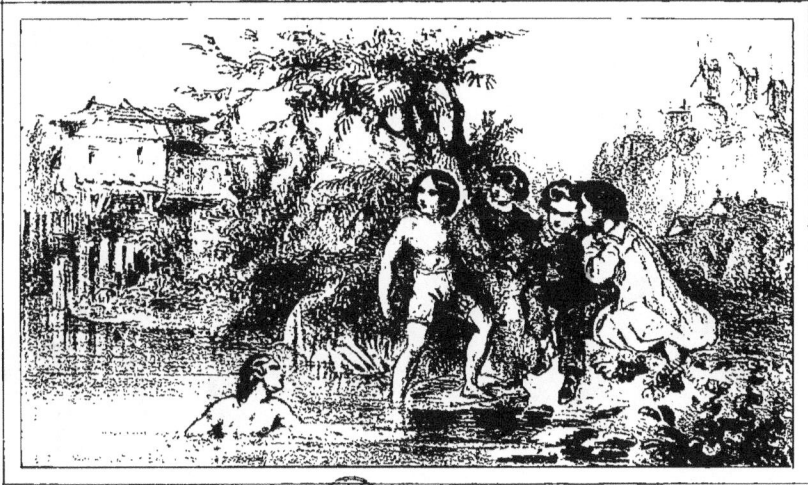

OUEN

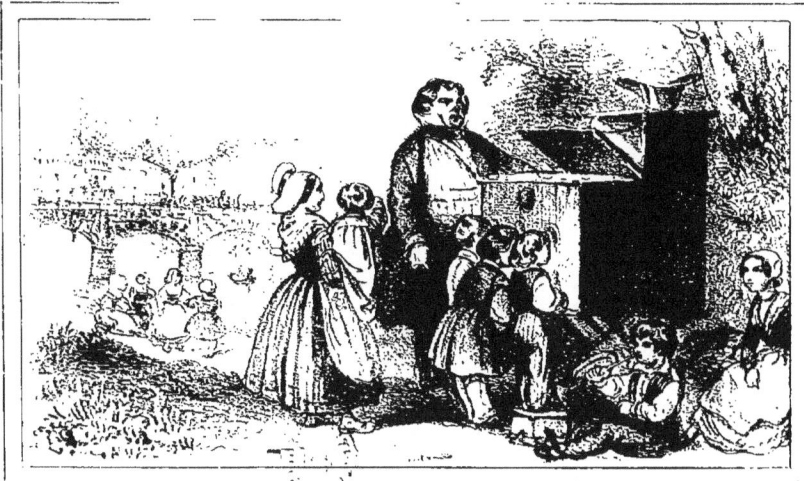

ASNIÈRES

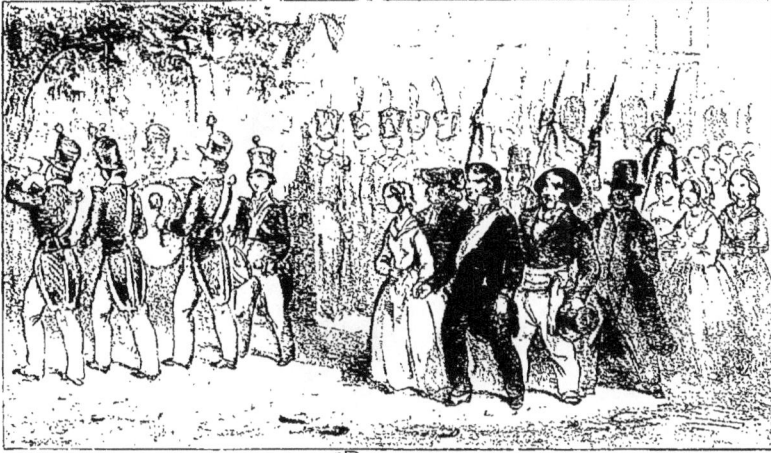

Environs de Paris

NANTERRE
Couronnement de la Rosière

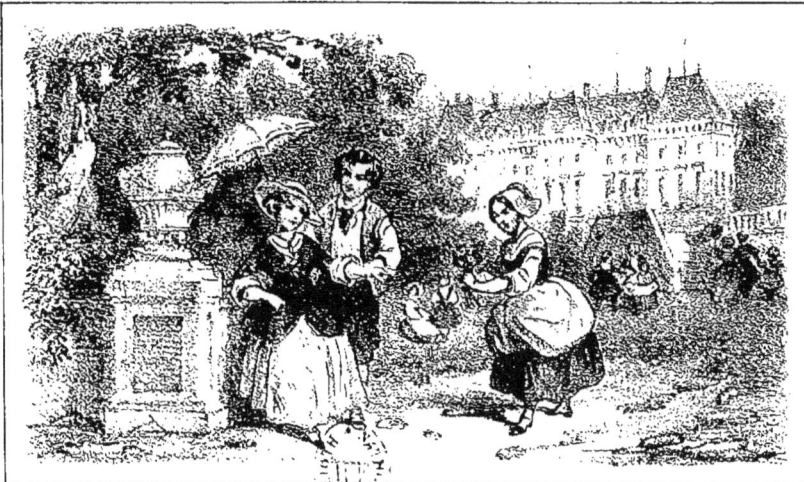

Environs de Paris

MEUDON

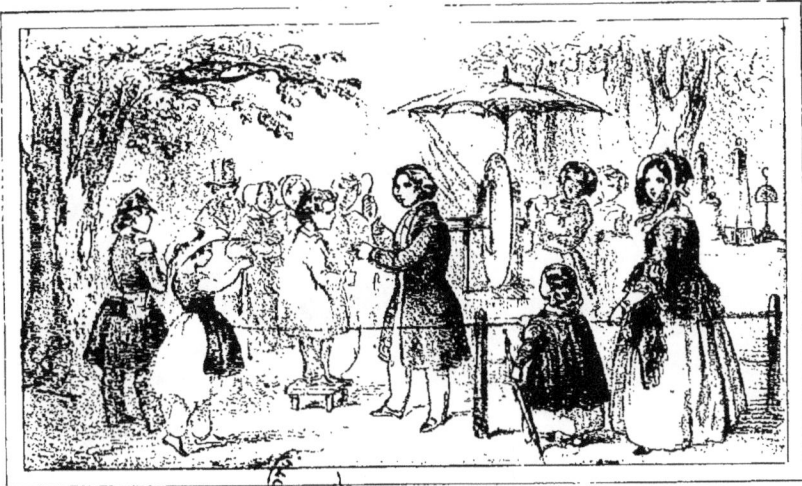

Environs de Paris

BOIS DE ROMAINVILLE
la fête

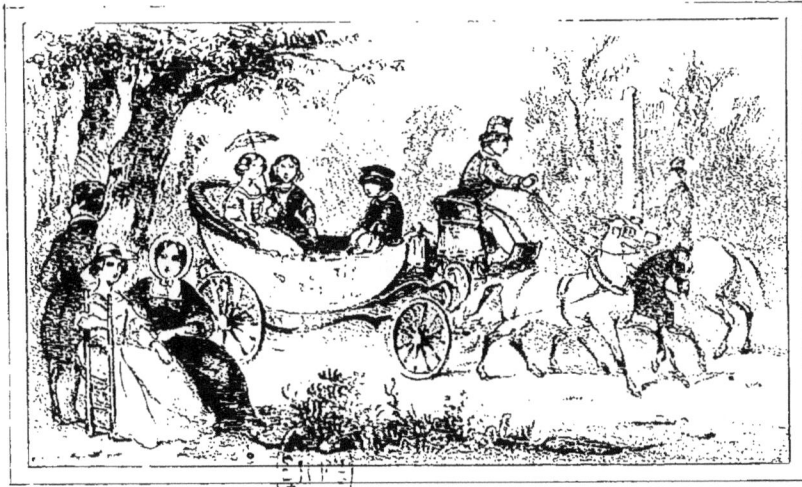

Environs de Paris

CHANTILLY

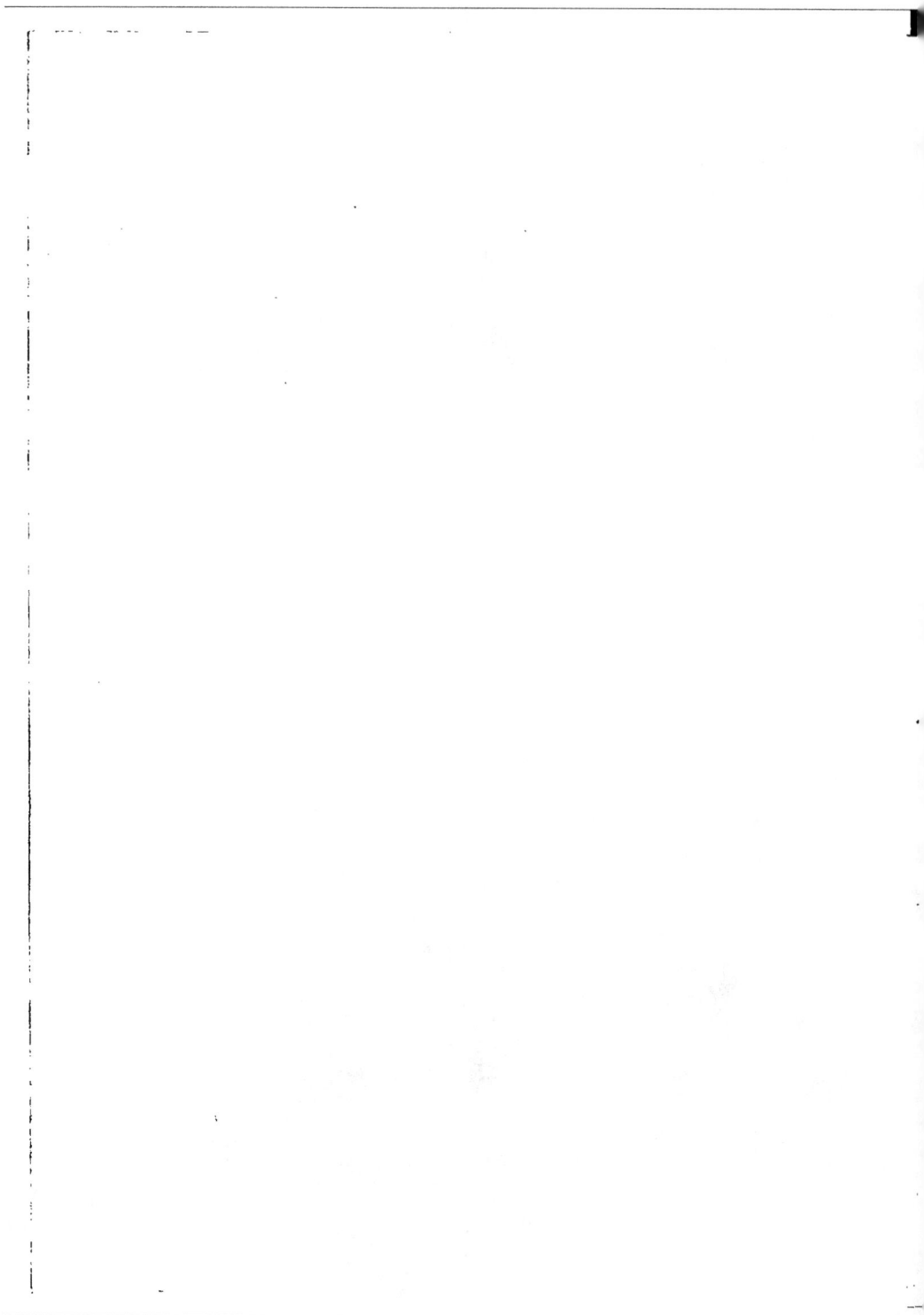

www.ingramcontent.com/pod-product-compliance
Lightning Source LLC
Chambersburg PA
CBHW060512210326
41520CB00015B/4205